LA

MISE EN PRATIQUE

DES

QUARANTAINES

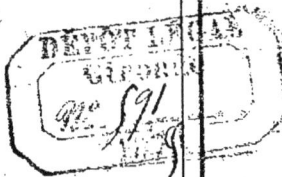

PAR

ALPHONSE GIOST

LIEUTENANT DE VAISSEAU EN RETRAITE

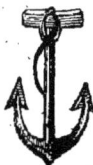

BORDEAUX

IMPRIMERIE DUVERDIER ET Cie (DURAND, DIRECTEUR)

7, rue Gouvion, 7

1875

LA
MISE EN PRATIQUE

DES

QUARANTAINES

PAR

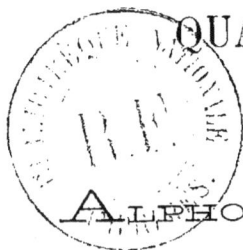

Alphonse GIOST

LIEUTENANT DE VAISSEAU EN RETRAITE

BORDEAUX

IMPRIMERIE DUVERDIER ET Cⁱᵉ (DURAND, DIRECTEUR)

7, rue Gouvion, 7

1875

LA MISE EN PRATIQUE

DES

QUARANTAINES

———————

Le but de cet écrit n'est pas de discuter la question de la quarantaine en elle-même, mais simplement de raconter la manière dont elle est mise en pratique.

Cependant, quoique je ne sois pas médecin, et ne puisse par conséquent avoir la prétention de faire autorité dans la matière, je puis me permettre, avant de commencer mon récit, quelques réflexions fort pardonnables au sujet d'une question sur laquelle les médecins eux-mêmes ne sont pas d'accord.

En scrutant le passé, on est en droit de se demander si cette institution a réellement atteint le but que se proposaient ses auteurs. Une quarantaine absolue, c'est-à-dire l'exclusion la plus complète de toutes provenances de pays infectés, soit accidentellement, soit à l'état endémique, serait logique. Mais les partisans de la contagion ont à compter avec tant d'intérêts, intérêts d'une si

haute importance, qu'ils sont obligés de faire des
concessions, et ces concessions ont fini par rendre
inutile, illusoire, une institution toute naturelle au
point de vue des contagionistes, car, pour les anti-
contagionistes toute quarantaire, quelle qu'elle
soit, ne servirait à rien. Cette institution gênante,
vexatoire et onéreuse, n'aurait empêché nulle part
l'invasion du choléra qui, dans sa marche capri-
cieuse, n'a jamais tenu compte d'aucun obstacle.
Les partisans de la non-contagion vont plus loin;
ils prétendent que les quarantaines au lieu d'être,
comme on le suppose, utiles et efficaces contre le
choléra, tendent à accroître les chances de l'avoir
et en favorisent l'invasion en retenant les passagers
dans les bâtiments et les lazarets et en les y entas-
sant, quand il faudrait au contraire s'appliquer, par
tous les moyens possibles, à les disperser.

S'il est facile de mettre l'embargo sur les navires,
on n'a jamais pu le faire, ou du moins on ne l'a
jamais fait, pour les chemins de fer et autres voies
terrestres. Cependant, pour être logique, chemin
de fer, voitures, voire même les piétons, tous
devraient arrêtés et emprisonnés comme on le
pratique pour ceux qui naviguent.

En outre, que sont devenues dans la pratique les
mesures décrétées sur le papier? Faute de pouvoir
les exécuter on en est arrivé souvent à appliquer le
contraire de ce qu'elles ordonnent, et par suite,
ceux appelés à les faire exécuter se sont trouvés
dans la nécessité de chercher à justifier des mesu-

res contraires, non-seulement à l'opinion des contagionistes, mais encore à l'hygiène. Aussi qu'est-il
arrivé?

L'institution des lazarets date de loin. C'est,
d'après certains auteurs, la ville de Marseille qui,
en France, donna la première l'exemple, dans le
courant du quinzième siècle, par conséquent bien
avant la peste de 1720. Je parle des lazarets tels
qu'ils sont établis maintenant avec la destination de
recevoir gens et produits venant par mer des pays
étrangers atteints de maladies épidémiques. Car,
déjà au moyen âge, il existait des hôpitaux appelés
Lazarets (de Lazare, patron des lépreux), qu'on
nommait aussi *Ladreries* ou *Léproseries,* et qui
étaient destinés à recevoir des lépreux. D'après
d'autres auteurs ce serait à la république de
Venise qu'appartiendrait l'introduction du régime
sanitaire en Europe. Dès l'année 1403, Venise
aurait établi, sur une ile appartenant aux Pères
Augustins et appelée Sainte-Marie-de-Nazareth, un
hôpital destiné à isoler les pestiférés, et ce serait
du nom de cet hôpital que plusieurs auteurs
feraient dériver le mot de *lazaret*. Quoi qu'il en
soit, en l'an 1476, les consuls de la ville de Marseille reçurent du roi René les instructions pour
appliquer à ces établissements le régime des léproseries.

Les lazarets actuels se ressentent encore de cette
origine ; car, quel devait être l'état de ces ladreries
à cette époque de demi-barbarie, où tous les ser-

vices publics étaient encore à l'état d'enfance? Malgré plusieurs siècles écoulés, ce n'est qu'à force de réclamations et de récriminations que nos lazarets actuels, toujours en arrière, je ne dirai pas ont fini, mais finiront peut-être un jour par se trouver à la hauteur des nécessités présentes.

Malgré la longueur et la sévérité des anciennes quarantaines marseillaises, sévérité dont j'ai pu avoir un arrière-goût au début de ma carrière, combien de fois, depuis la création des lazarets, la ville de Marseille a-t-elle été visitée par la peste? On a beaucoup parlé de celle de 1720 parce qu'elle fut terrible; mais combien d'autres épidémies, qui ont sévi avant et après, sont ignorées maintenant même du public marseillais? A quoi donc servaient ces interminables et rigoureuses quarantaines que le gouvernement en France eut tant de peine à réformer, grâce à l'omnipotence que s'était attribuée cette fameuse intendance sanitaire marseillaise?

Il existait bien un moyen de rendre ces mesures plus utiles, mais MM. les Édiles marseillais et les intendants sanitaires, comme bien d'autres d'ailleurs, n'y pensaient pas encore. C'était de faire laver et balayer leur ville. Qui a connu les villes du Midi, il y a seulement une quarantaine d'années, pourra témoigner comme moi de leur parfaite malpropreté. Qu'est-ce que cela devait être dans le bon vieux temps?

Villes et villages offraient des foyers d'infection; un seul cas de maladie épidémique suffisait comme une étincelle pour allumer un grand incendie.

A chaque coin de rue, à côté de chaque porte, s'amoncelaient, dans des auges construites *ad hoc*, les ordures de la maison. Cela fournissait du fumier pour la bastide. Dans beaucoup de villes et villages, le fumier s'étalait dans les rues, et il fallait bien faire attention, même en plein jour, où l'on posait le pied. A Marseille encore, malgré le progrès et la surveillance de la police, il existe des rues dans certains quartiers où je ne voudrais pas me hasarder à passer de nuit, de peur du *Passarès*, le jet par la fenêtre du contenu du vase nocturne, vieux mode de vidange difficile à déraciner.

Ce que je dis de Marseille, on peut le dire à plus forte raison des autres villes du littoral de la Méditerranée, telles que Gênes, Naples, Messine et surtout des villes en Orient, car ceux qui ont voyagé ont pu remarquer que, plus on va dans le Sud et dans l'Est, plus les villes sont sales.

Quand une épidémie a décimé la population d'une de ces villes, on ne connaît après qu'un remède, le redoublement de la quarantaine pour les navires. L'épidémie passée, les quarantaines deviennent plus sévères que jamais et le fumier aussi continue à s'amonceler dans les rues.

A Messine, on reçoit un paquebot français à coups de canon, on met le feu à l'office sanitaire, on assiége le consulat de France, en demandant la tête du consul, mais les immondices s'amoncellent toujours attendant le prochain orage pour être balayées, et les vestibules des maisons continuent à servir de vespasiennes.

Les maladies épidémiques ont toujours marché en sens inverse de la civilisation. Presque permanentes en Orient dans les temps modernes, elles n'existaient pas du temps des civilisations égyptienne, grecque et romaine; tandis qu'elles dévastaient continuellement l'Europe occidentale alors plongée dans la barbarie.

J'ai dit, en commençant, que le but de cet écrit n'était pas de discuter la question de la quarantaine en elle-même; laissons donc les médecins tâcher de se mettre d'acord et parlons tout simplement de la mise en pratique des quarantaines. Parlons de ces nombreuses mesures variables selon les pays, souvent abusives, toujours vexatoires, quelquefois risibles, parfois arbitraires, et très-souvent inutiles.

Cette question appartient à tout le monde, et surtout à ceux qui ont eu à passer sous les fourches caudines de cette institution. Il n'est pas besoin de science pour la juger; un peu de bon sens et beaucoup de pratique suffisent. Or, cette dernière chose ne me manque pas. J'ai subi tant de quarantaines pendant ma carrière maritime, j'ai vu tant d'abus, tant d'absurdités, disons anomalies, si vous voulez, pour être plus poli; j'ai assisté à tant de comédies, à tant de scènes burlesques quand elles n'étaient pas vexatoires, que je ne puis résister au plaisir de les raconter.

Cela servira-t-il à quelque chose? J'en doute. Ceux

qui n'ont jamais eu à subir l'incarcération quaran-
tainaire y prendront peu d'intérêt, mais les vieux
marins qui, comme moi, se sont vus souvent, trop
souvent, quoique en parfait état de santé, séques-
trés pendant un temps souvent très-long et tenus
à distance comme des lépreux, appelés à passer
par des mesures ridicules, puériles, inexécutables
et quelquefois contraires aux lois de l'hygiène,
quoique ordonnées par des médecins, ceux-là me
liront avec plaisir. D'ailleurs, dussé-je les ennuyer,
j'ai besoin de me dégonfler. J'ai été saturé de quarantaine. Il m'a fallu plus que la patience d'un
saint pour sortir de ce régime dans un état normal.
On dit qu'une personne saine d'esprit enfermée au
milieu des fous, peut le devenir elle-même. La
quarantaine produit un effet analogue. Bien souvent
en me voyant enfermé pendant de longs jours et
évité comme un galeux, j'en suis venu à vouloir
me tâter le pouls pour bien m'assurer que je n'étais
pas malade.

C'est en 1841 que j'eus à subir ma première
quarantaine. J'arrivais à Toulon venant de Smyrne,
aspirant de marine sur le vaisseau *l'Iéna*. Il
n'existait aucune maladie au point de départ, et
l'état sanitaire du bord était excellent, mais le
règlement comportait encore à cette époque vingt-
cinq jours de quarantaine pour les provenances
d'Orient. C'était un vestige de l'ancien régime ; la
patente de santé n'était ni nette, ni brute, elle
était suspecte. Cette variété de patente a été sup-

primée depuis. Nous eûmes donc vingt-cinq jours à passer devant le lazaret de Toulon. A cette époque, la période d'incubation était très-longue ; elle a beaucoup diminué depuis, espérons qu'elle diminuera encore.

Avant la fin de notre quarantaine un jeune matelot mourut phthisique. On descendit le corps au lazaret accompagné du docteur en chef, et je me trouvais être, ce jour-là, l'aspirant de corvée dans le canot.

Le chirurgien du bord fit l'autopsie en présence du médecin du lazaret, et on constata que ce matelot était mort d'une phthisie pulmonaire.

Le lendemain nous apprîmes que notre quarantaine était prolongée de cinq jours. Toute mort qui survient pendant une quarantaine est suspecte. J'ai eu, tout dernièrement encore, à subir les conséquences de ce principe. Ce n'était pas en France, mais quand même je suis persuadé que, le cas échéant, il en serait de même. Nous fîmes donc trente jours de quarantaine en continuant de nous bien porter.

Tel était le régime des quarantaines à mon début dans la navigation.

On trempait toujours les correspondances dans du vinaigre après avoir, au préalable, transpercé chaque lettre d'un coup de couteau ; ce qui les rendait souvent illisibles. Cet usage a duré longtemps. La distance entre les pestiférés et les bien portants était mesurée par la longueur d'une paire de pincettes ordinaires. Ces pincettes traditionnelles existent d'ailleurs toujours et partout. On recevait les registres du bord en les trempant aussi dans du vinaigre, et en ayant soin de faire couper et enlever les ficelles de la reliure.

Il paraît que ces petits bouts de fil pouvaient propager la maladie, même quand elle n'était pas à bord. Cet usage, qu'on peut qualifier de puéril, était une conséquence exagérée de l'opinion alors régnante de la transmissibilité de la peste par les matières inertes, marchandises ou autres. Cette question a été longuement discutée au sein de la conférence internationale, où elle a reçu une solution négative. Les faits de peste si souvent invoqués comme preuve de l'importation par les marchandises, à Marseille en 1720, à Malte en 1813, à Odessa, en 1837, n'ont par résisté à l'enquête approfondie à laquelle ils ont été soumis par les commissaires de la conférence. Néanmoins cet usage a duré longtemps en France, et il est encore mis en pratique dans beaucoup de pays.

Toutes ces petites pratiques se faisaient sérieusement et par des gens qui se prenaient au sérieux.

Maintenant on parfume les papiers au lieu de les vinaigrer. C'est aussi efficace et plus propre. Mais, dans beaucoup d'endroits, on continue à faire enlever les fils des reliures. Il paraît que, pour ces ficelles récalcitrantes, le parfum ne suffirait pas. A Montévidéo on ne défait pas les sacs de dépêches; on les éventre à coups de couteau et on verse par

les trous ainsi pratiqués, de l'eau chlorurée ou
de l'eau étendue d'acide phénique.

Ce fut la seule quarantaine de peste que j'eus à
subir, n'ayant plus fréquenté l'Orient, et, à partir
de 1846, j'ai navigué dans l'Océan exempt de quarantaine partout.

Quand je suis revenu naviguer dans la Méditerranée, à partir de 1852, le régime des quarantaines
avait changé, du moins en France, où plusieurs
quarantaines avaient été supprimées, les autres
diminuées et réglementées.

C'était un grand progrès, aussi M. Béhic, ministre du commerce, fut-il brûlé en effigie dans les
rues de Marseille. Bien certainement ceux qui
commirent cet auto-da-fé, rigides défenseurs des
quarantaines, mais indifférents aux lois de l'hygiène, continuaient à pratiquer l'antique usage du
Passarès.

Je ne vois pas que, depuis cette réforme, la ville
de Marseille et les autres s'en soient plus mal por-
tées. Quelques légères épidémies quand, jadis, des
quarantaines très-longues et très-rigoureuses
n'empêchaient pas l'entrée de violentes épidémies.
Il est vrai qu'à partir de cette époque on a travaillé
à aérer, à assainir les villes, et que Marseille n'est
pas restée en arrière. Élargir des rues, en percer
à travers les vieux quartiers, et établir un meilleur
service de vidanges, etc., etc., c'était là, certainement, la meilleure de toutes les quarantaines.

Pendant les nombreuses années que j'ai navigué

dans la Méditerranée, j'ai eu à subir une longue série de quarantaines à cause du choléra. Une chose remarquable c'est que je n'ai jamais eu, durant ce temps, un seul cas de choléra à bord. Je puis donc dire que j'ai fait ces quarantaines à blanc.

C'est alors que j'ai assisté aux faits suivants. Il existait quelques cas de choléra dans un port de mer, mais il n'y avait rien dans un port voisin. Six trains par jour versaient dans la ville exempte plus de trois cents personnes venant de la ville infectée. On les laissait passer. Mais que des gens mal avisés se permissent d'aller par mer, on les mettait en quarantaine. Cela se passe encore ainsi et partout.

Des amateurs partent un jour de Marseille sur un yacht de plaisance; ils mouillent à Toulon. Marseille avait quelques cas de choléra, Toulon met ces amateurs en quarantaine. Le propriétaire du yacht, prévenu par une dépêche, vient à Toulon par le chemin de fer pour voir ses amis et leur apporter de svivres et du linge.

Un port met en quarantaine les provenances de son voisin. Un paquebot à destination de ce port est obligé de passer chez ce voisin. Que font les passagers? Ils débarquent chez ce voisin, et continuent leur voyage par terre. Ils sont rendus en France, à leurs familles et à leurs affaires, pendant que leurs compagnons de voyage sont encore en quarantaine.

Notez que presque toujours, dans ce cas-là, ce paquebot ne prend, dans le port où règnent quel-

ques cas de maladie, ni marchandises, ni passagers; ces derniers n'étant pas si sots d'aller se jeter
sous les griffes de la quarantaine. Le paquebot ne
fait que débarquer dans ce port les colis et les passagers qu'il a pour cette destination. De sorte qu'en
définitive ce dernier port met en quarantaine les
provenances des escales précédentes qui sont parfaitement saines. C'est ainsi qu'à la Plata des barriques de vin, venant de Bordeaux, feront quinze
jours de quarantaine à partir du jour de leur
débarquement, parce que ces barriques auront
passé, au fond de cale, quelques heures sur la rade
de Rio-Janeiro.

Tout cela s'est passé très-souvent entre la France
et l'Italie.

Tout dernièrement encore, en 1875, il est arrivé
ceci : les paquebots de l'Indo-Chine ont Naples
pour dernière escale avant d'arriver à Marseille.
Ces paquebots ont pris à Pointe-de-Galles les passagers provenant de Calcutta où le choléra règne à
l'état endémique. Ces passagers ont à leur arrivée
plus de trente jours de traversée. Marseille leur in-
flige une quarantaine, tandis que Naples, interpré-
tant plus largement les règlements internationaux,
leur donne la libre pratique. Aussi les passagers
débarquent-ils à Naples et peuvent, comme dans
le cas précédent, aller voir leurs compagnons de
voyage en quarantaine à Marseille.

C'est sans doute un effet de la période d'incubation sur laquelle personne n'est d'accord.

A une époque récente on signalait quelques cas de choléra au Havre. Les paquebots, partis de ce port et qui faisaient escale à Bordeaux, y étaient mis en quarantaine ou plutôt en observation. Les passagers du Havre, bien avisés, pouvaient venir s'embarquer à Bordeaux et, par conséquent, se promener jusqu'au jour du départ de leur navire.

N'est-on pas en droit de se demander à quoi servaient ces quarantaines? Ne doit-on pas aussi se demander ce que ferait l'autorité sanitaire de la Gironde si des cas de maladie épidémique se déclaraient à Royan, Blaye ou Pauillac. Laisserait-elle circuler sans quarantaine les bateaux de la rivière qui font le service entre ces villes et Bordeaux?

Leur appliquer la quarantaine ne serait pas plus absurde que ce que j'ai vu pratiquer entre Marseille et Toulon. A moins qu'on ne prît pour excuse que dans ce dernier cas l'eau est salée et que dans le premier elle est douce.

J'ai parlé tout à l'heure de *quarantaine* ou *observation*. D'après les explications données dans les commentaires sur le règlement sanitaire, il existerait une différence entre ces deux régimes; mais comme on en est arrivé dans la pratique à négliger, faute de pouvoir l'exécuter, ce qui est écrit, je n'ai jamais pu bien distinguer en quoi consistait cette différence ou plutôt cette nuance.

Toutes les quarantaines que j'ai eu à subir à Marseille se sont passées à bord. Je parle des passagers, car pour moi, ayant toujours appartenu

au bord, cela va sans dire. Voilà donc l'autorité
sanitaire qui, en vous mettant en quarantaine, vous
soupçonne d'être un milieu nuisible, et qui pourtant
laisse les passagers à bord. Cette mesure, contraire
à l'hygiène, a été et est pratiquée si souvent qu'on
a fini par la trouver toute naturelle.

Le lazaret de Marseille passe pour être un bel
établissement, mais tous les passagers que j'ai
amenés n'ont jamais pu en jouir. Ils n'en étaient
- pas fâchés, car le passager en général a une grande
répugnance pour le lazaret, répugnance basée sur
la mauvaise réputation de ces établissements, en
exceptant toutefois celui de Marseille que je n'ai
jamais vu; mais j'ai la conviction intime qu'il en
est de celui-là comme des autres.

J'ai vu jusqu'à cinq grands paquebots mouillés et
et amarrés côte à côte devant la jetée qui réunit les
îles Pomègue et Ratonneau et forme ainsi le port
du Frioul, c'est-à-dire de la quarantaine. Ces paquebots avaient chacun leurs passagers à bord et à
différentes périodes d'incubation, mesure bien com-
prise et très-hygiénique! Des navires en suspicion
de maladie épidémique serrés les uns contre les
autres dans un seul faisceau! Mais comment faire?
Décréter la quarantaine, cela ne coûte rien; il n'en
coûte qu'à ceux qui la subissent; mais donner les
moyens de la mettre en pratique, c'est plus difficile
et plus cher. Aussi trouve-t-on, sans exception aucune, tous les pays en défaut sur ce point.

J'ai lu à cette époque un article dans un journal

de Marseille qui, à la suite d'une visite préfectorale
au Frioul, donnait une description splendide du
lazaret. C'est l'habitude, après une visite officielle
quelconque, il y a toujours quelques coups de grosse
caisse. On avait admiré les superbes bâtisses nou-
vellement élevées par les ponts et chaussées, et
aussi cet immense port du Frioul qui pouvait con-
tenir plus de cinq cents navires. Je n'exagère pas,
c'était écrit.

J'ai soupçonné l'auteur de cet article d'être né
sur les bords de la Garonne, car moi, arrivant qua-
trième dans ce port, j'ai eu beaucoup de peine à
faire évoluer mon navire dans l'espace qui restait
pour l'amarrer à la jetée. Celui qui arrivait cin-
quième risquait beaucoup de s'échouer dans la
partie nord, où il n'y a pas assez d'eau.

Un jour nous pûmes, personnel du bord et passagers, aller faire une promenade à terre sur l'île
Pomègue. Sur le soir, car on était en été, et sur
ces îles arides il n'existe de l'ombre qu'après le coucher du soleil. Nous visitâmes l'ancien petit lazaret situé sur cette île. Abandonné depuis plusieurs
années, sans doute à cause de son insuffisance, ce
lazaret se trouvait nécessairement dans un grand
état de délabrement. La chapelle était devenue
la maison des hirondelles, les portes et les fenêtres
n'avaient plus de gonds, l'ancien logement des
sœurs servait de dépôt aux fagots, le battant de la
cloche était tombé rongé par la rouille. Il y avait
cependant encore un gardien à cet établissement,

2.

une vraie sinécure, du moins je le pensais ainsi, mais le gardien me dit que, quelque temps auparavant, il avait été appelé à soigner deux cholériques qu'on était venu déposer dans ce lazaret hors de service. C'étaient deux matelots de l'aviso gardepêche de l'État, en station à Marseille, le *Daim*, je crois. J'ai vu la chambre où ces deux malheureux marins sont morts; un petit carré au rez-de-chaussée, tout nu, bien humide, une vraie citerne vide; il est vrai que depuis plusieurs jours il n'avait pas plu.

Quand on arrivait au Frioul, il fallait aller faire un brin de conversation avec le capitaine de l'endroit, conversation qui ne servait à rien puisque, pour connaître son sort, il fallait aller à Saint-Jean dans le vieux port pour *arraisonner*.

Nos matelots appelaient cela *déraisonner*.

Du Frioul à Saint-Jean il y a trois milles marins, soit un peu plus de cinq kilomètres et demi. Par certains temps cette traversée peut devenir impraticable ou tout au moins dangereuse pour un canot. Mais il fallait y aller. Un jour, le paquebot *l'Aréthuse* envoya donc son canot arraisonner à Saint-Jean. Pendant l'arraisonnement le mauvais temps se déclara, il fut impossible au canot de retourner à bord. Les quatre canotiers, le patron, le docteur et l'officier de corvée se trouvèrent donc condamnés à passer la nuit dans la maison de saint Roch. On ne les laissa pas à la belle étoile, on les fit entrer dans une petite chambre munie de quelques chaises pour tout mobilier. C'est là qu'ils dormirent, ou essayèrent de le faire, choisissant pour couchage, chacun selon son goût, le parquet ou une chaise. Le lendemain matin l'officier fit prévenir la direction des Messageries maritimes, et je reçus l'ordre de leur envoyer des vivres. Mon navire se trouvait justement ce jour-là dans le bassin sous le fort Saint-Jean, et, par conséquent, dans le voisinage de la direction de la santé. C'est à cette circonstance que je dus la connaissance de ce fait.

Pourquoi exiger cette course, quelquefois pénible et dangereuse? Pourquoi le lazaret n'a-t-il pas une autorité capable de se prononcer? Serait-ce un effet de la centralisation, si fort en honneur en France dans tous les services publics? Pourquoi l'autorité sanitaire ne se tient-elle pas à la portée de ceux qui sont appelés à subir ses arrêts?

Je suis allé une fois arraisonner à Saint-Jean, mais une seule fois, car j'ai bien juré de ne jamais y retourner. On m'a tenu pendant plusieurs heures sur un balcon en plein midi, exposé aux rayons d'un soleil ardent, sans compter les émanations des eaux du vieux port de Marseille, surtout à cette époque où le canal, qui devait mettre ce port en communication avec celui de la Joliette, était occupé par les bassins de carénage. A Saint-Jean, comme ailleurs, on ne se trouve avoir affaire qu'à un employé subalterne qui ne peut rien prendre sur lui. Pour la chose la plus simple, il est obligé d'en référer à l'autorité sanitaire, laquelle autorité n'est pas toujours facile à trouver. Aucun de ces employés n'est médecin, aussi un jour un docteur de bord ayant déclaré qu'un vieux Turc était mort, pendant la traversée entre deux escales d'Orient, de fièvre étique, l'employé effrayé suspendit la mise en libre pratique pour en référer à l'autorité sanitaire, et ce ne fut que six heures après que cet employé put apprendre de l'autorité sanitaire qu'une fièvre étique ne pouvait compromettre en rien la santé publique.

Les Anglais disent que le *temps, c'est de l'argent;* ce proverbe est bien certainement inconnu du service sanitaire. Tout se passe dans ce service avec une lenteur, un négligé, un *débrouille-toi maritime,* qui sont désespérants. On en est toujours aux expédients. On fait ce qu'on peut, et en fin de compte on ne réussit qu'à exaspérer les gens et à s'attirer leurs malédictions. Après avoir été placé comme commandant, pendant de nombreuses années, entre l'enclume et le marteau, je sais ce qui en est.

A partir de l'année 1869, je fus appelé à faire les voyages entre Bordeaux, le Brésil et la Plata. Ce fut le tour de la fièvre jaune à me faire mettre en quarantaine.

Pour cette maladie, j'ai pu aussi faire l'observation suivante; c'est qu'il n'y a jamais eu à bord des cas de transmissibilité. Parmi les passagers embarqués à Rio-Janeiro, un tombait malade, ou du moins faisait appeler le docteur le lendemain ou le surlendemain du départ; ce passager mourait

quelques jours après, et c'était tout. Quelquefois
c'était un passager qui, embarqué à la Plata, avait
séjourné à terre pendant les trente heures de relâche que le paquebot passe dans cette escale. A un
seul voyage, j'ai eu deux cas de fièvre jaune : un
mourut, l'autre guérit. Ils appartenaient au bord et
avaient passé ensemble le temps de la relâche à
terre, où ils avaient bien certainement commis quelque imprudence ou quelque excès

Cela prouverait les bonnes conditions hygiéni-
ques dans lesquelles se trouvent les paquebots, et
donnerait raison aux considérations sur lesquelles
le conseil général de la santé en Angleterre s'est
appuyé pour supprimer les quarantaines. Ce conseil
a déclaré que la véritable sauvegarde contre les
maladies pestilentielles ne consiste pas dans les
règlements sanitaires, mais dans les mesures réel-
lements sanitaires, c'est-à-dire dans les mesures qui
ont pour objet de prévenir ou de supprimer les conditions sans lesquelles les maladies dont il s'agit ici
ne paraissent pas pouvoir exister. Ces mesures
sanitaires sont l'assainissement des villes et des
campagnes, éviter l'encombrement, assurer une
bonne nourriture, etc., etc. Si, malgré ces précau-
tions, une épidémie vient à se manifester, l'abandon
des localités malsaines et le campement des habi-
tants dans des lieux où ils se trouvent soustraits à
l'influence des causes d'insalubrité qui ont favorisé
le développement de l'épidémie.

On se trouve loin en France, et dans tous les

pays, de ce programme dicté par des gens compétents, quand, dans la mise en pratique des quarantaines, on laisse agglomérés à bord, non-seulement le personnel du bord et les marchandises, mais encore les passagers et voire même les malades, comme je le raconterai plus loin. Et personne, jusqu'à ce jour, n'a osé élever la voix contre un pareil régime!

A la suite des cas de fièvre jaune qui se déclarèrent au déchargement d'un navire à Saint-Nazaire lors de l'expédition du Mexique, il parut plusieurs instructions ministérielles signées par M. Rouher. Une de ces instructions, datée de juin 1862, signale aux navigateurs, les lazarets destinés à recevoir les navires en quarantaine et leurs malades, ce sont :

Le lazaret .de l'île Tatihou, près de Saint-Wast, dans la Manche; celui de Trompeloup, près de Pauillac, dans la Gironde; ceux de Brest, de Toulon, de Marseille, de Villefranche, d'Ajaccio.

J'arrive à Pauillac, le 20 juillet 1869, avec le paquebot *l'Estramadure*, venant du Brésil. J'avais eu pendant la traversée un cas de fièvre jaune. Cas unique, mais mortel. A mon arrivée à Pauillac, l'état sanitaire du bord était excellent. Le navire eut à faire sept jours de quarantaine et les passagers trois. Le règlement sanitaire dit, titre V, art. 50 : *La durée de la quarantaine sera la même pour le bâtiment, les personnes et les marchandises qui y sont assujetties.* Il est vrai que cela a été écrit pour le choléra; il paraîtrait qu'il doit en être différem-

ment pour la fièvre jaune. D'un autre côté, la quarantaine infligée aux passagers étant plus courte
que celle infligée au navire, ces passagers n'ont
naturellement jamais réclamé contre cette violation
du règlement.

C'était la première fois que j'étais appelé à faire
quarantaine à Pauillac. Je savais qu'il y avait un
lazaret et que, d'après des instructions ministérielles, ce lazaret devait être disposé pour recevoir
les quarantainaires. Les passagers eux-mêmes
comptaient, sinon débarquer pour s'y fixer, mais
au moins pouvoir y aller faire quelques promenades.
Je reçus l'ordre de garder les passagers à bord. Un
canot pourra aller à terre, sur la rive du fleuve,
deux fois par jour seulement et sans passagers,
pour le service des correspondances. Le lazaret
était interdit à tout le monde.

J'arrive encore une fois à Pauillac, le 1er février
1870, dans les mêmes conditions sanitaires. Même
répétition; les passagers restent à bord, défense
d'aller au lazaret.

A partir de ce moment, les quarantaines ont con-
tinué de la sorte. Quand le paquebot arrivait avec
une patente de santé brute et sans avoir eu d'accidents pendant la traversée, c'était cinq jours pour
le navire et trois pour les passagers, lesquels restaient toujours à bord. Aucun colis du chargement
n'était remué. On passait tout simplement, après
dix-huit et vingt jours de traversée depuis Rio-
Janeiro, trois et cinq jours devant le Château-Trom-

peloup, après quoi on était lâché en toute sécurité.

C'était là vraiment un régime de quarantaine bien entendu et bien efficace! J'aurais dû ne pas m'en étonner, car, dans la Méditerranée, je n'avais jamais vu les choses se passer autrement. Mais, comme je l'ai déjà dit, dans la Méditerranée je n'avais jamais eu de cas de choléra à bord. Je pouvais donc à la rigueur considérer mes quarantaines comme une simple formalité, bonne tout au plus à donner satisfaction à l'opinion publique. Mais, à Pauillac, c'était plus grave, j'avais eu à bord des cas de fièvre jaune, et cependant le régime était le même.

Les passagers faisant à bord leur quarantaine de trois jours quand le navire devait en faire cinq, il arrivait ceci :

Le jour de la mise en libre pratique, un vapeur de la rivière accostait le paquebot pour prendre les passagers libérés. On transbordait les bagages d'un bord à l'autre et les passagers défilaient devant nous, nous faisant leurs adieux avant de passer sur le petit bateau. A un moment donné, on pouvait encore leur serrer la main, un pas de plus et il n'était plus temps, ils étaient sains et le bord ne l'était pas encore.

Un passager déjà passé sur le bateau et qui avait oublié quelque chose à bord ne pouvait pas remonter pour le prendre, sous peine de faire deux jours de quarantaine de plus avec le paquebot. Il arrivait parfois que l'employé du lazaret avait affaire à des passagers récalcitrants. Cette exigence absurde m'a fait assister à la scène suivante : Un passager veut remonter à bord pour prendre un objet qu'il a oublié dans sa cabine. L'employé du lazaret lui barre le passage, le menaçant de le laisser en quarantaine avec le paquebot. Après un moment de discussion le passager fait un détour et grimpe à bord. Un instant après, il revient avec l'objet oublié et dit à l'employé : Me voilà, me croyez-vous plus malade maintenant qu'il y a deux minutes? L'employé menaça de faire son rapport à l'autorité, mais je doute qu'il l'ait fait. C'eût été par trop burlesque.

Un de nous avait-il une lettre à envoyer à sa famille, on voulait bien s'en charger, mais avant de la toucher on avait soin de la purifier, et les bagages transbordaient toujours et les passagers défilaient.

J'ai assisté plusieurs fois à cette comédie, et je me suis souvent demandé si, après un pareil travail, l'employé du lazaret et l'autorité sanitaire pouvaient se regarder sans rire.

Un beau jour enfin, le lazaret de Pauillac se trouva disposé à recevoir des passagers; mais le nombre de ces passagers ayant augmenté, ce lazaret fut toujours insuffisant pour les recevoir tous. Alors on a fractionné les passagers; une partie ira au lazaret, l'autre restera à bord. Grand embarras. Quels seront les premiers? quels seront les autres?

Enverra-t-on les blonds ou les bruns, les célibataires ou les hommes mariés, et ces derniers avec ou sans leurs femmes? Le champ des plaisanteries

était ouvert, mais l'embarras durait toujours parce
qu'en somme personne ne voulait descendre.

Enfin quelques-uns se sont décidés, on les débarque; opération qui n'est pas facile. Il y a à lut-
ter contre le fort courant de la rivière et on se sert
pour cela de petites barques ou des canots du bord
qui ne prennent pas beaucoup de monde à la fois.
On fait le va-et-vient à la remorque d'une chaloupe
à vapeur. Sans ce secours l'opération pourrait durer
plusieurs jours. Le débarcadère du Château-Trom-
peloup, composé de quelques planches inclinées
vers la rivière, est impraticable à marée basse à
cause de la vase qui le recouvre. Le transport des
bagages est encore plus long. On les amoncelle
dans une petite bâtisse carrée située sur la rive près
du poste de douane. Les passagers qui désirent
prendre quelque chose dans leurs malles sont obligés d'y renoncer.

Enfin le monde est à terre, mais il se trouve
que l'autorité sanitaire n'a pas son contingent. On
m'a raconté qu'un jour, le nombre des passagers
descendus à terre étant minime, on leur fit dire
qu'ils n'avaient qu'à s'en retourner à bord, parce
que le lazaret n'ouvrait pas pour si peu de monde.
L'opération du transbordement étant très-longue,
comme je l'ai déjà dit, ces passagers se trouvèrent
de nouveau à bord, dans le courant de l'après-midi,
encore à jeun.

Il lui faut donc son contingent à l'autorité sanitaire. Nouvelles démarches, nouvelles réclamations.

Une fois, on trouva un moyen : ce fut de menacer d'une prolongation de quarantaine ceux qui s'obstinaient à rester à bord. L'effet fut magique, mais produisit pour moi un nouvel embarras en sens inverse. Avant, personne ne voulait débarquer, il fallait les pousser; mais après cette menace suprême, il fallut les retenir, ils voulaient tous s'en aller.

Avec ce fractionnement de passagers, la comédie du transbordement, le jour de la mise en libre pratique, existait toujours pour ceux qui étaient restés à bord.

Pendant plus de six ans j'ai entendu dire que le lazaret de Pauillac était insuffisant, sans compter les années pendant lesquelles il ne pouvait pas servir, si ce n'est de maison de campagne.

Il paraîtrait que cela regarde la ville de Bordeaux, la Chambre de commerce, le Conseil sanitaire, l'autorité préfectorale. Ajoutez à cela le Ministre et la Chambre de députés, et vous comprendrez qu'il n'y a rien d'étonnant à ce que le progrès soit si lent et si difficile.

J'ai souvent entendu parler, dans les affaires de quarantaine, du Conseil sanitaire. De qui se compose ce Conseil? Sans doute de quelques citoyens de la ville, de professions quelconques. Le jour où se présente une question à traiter on les convoque, et ces Messieurs se réunissent tout autant que le leur permettent leurs occupations particulières. C'est tout naturel. Pas un d'eux n'est médecin dans la plupart de ces Conseils et, dans ce cas, le seul médecin présent c'est M. le Directeur du service sanitaire du département. Aussi qu'arrive-t-il? Le Conseil, avouant modestement son incompétence, laisse le champs libre à cet unique médecin présent. Combien de fois j'ai entendu dire à propos d'une mesure plus ou moins logique, plus ou mois exécutable, c'est le Conseil sanitaire qui l'a décidé ainsi. Cela coupe court à toute réclamation, car, si vous voulez réclamer, où le trouver ce Conseil sanitaire?

Quelquefois des passagers, plus ou moins touchés par la quarantaine dans leur corde sensible, adresseront, le jour de leur débarquement, une réclamation à un journal quelconque.

Cette réclamation, engloutie à la troisième page de ce journal, produira, comme on le dit vulgairement, l'effet d'un cautère sur une jambe de bois. Mais presque toujours le passager oublie; le vin de Bordeaux produit sur lui l'effet de l'eau du Léthé.

Prenez un membre du Conseil sanitaire, au retour d'un voyage, après une absence plus ou moins longue, mettez-le en quarantaine et écoutez ses doléances.

Toutes les épithètes malsonnantes du vocabulaire ne suffiront pas pour qualifier cette mesure dont il est la victime. Elle le lèse dans ses affections et dans ses intérets. D'après lui on retourne à la barbarie; mais il réclamera, il écrira et on verra à qui l'on a affaire, etc., etc.

La quarantaine est finie, le passager débarque. Le voilà rendu à sa famille, à ses affaires; il est dans son bureau ou derrière son comptoir. Allez donc lui demander ce qu'il a écrit, ce qu'il a réclamé. A la quarantaine, il n'y pense plus il y a longtemps, et le jour où, comme membre du Conseil sanitaire, il sera obligé d'y penser, ce sera pour approuver, les yeux fermés, une de ces mesures que j'ai qualifiées plus haut, dont l'application lui a fait jadis déverser tant de bile. Tous les passagers sont ainsi.

Pendant ma navigation, j'ai transporté plusieurs milliers de passagers. Un seul, M. le Dr Jaccoud, a osé dire ce qu'il avait vu en quarantaine. M. Jaccoud a eu raison de dire, dans la préface de sa brochure sur le lazaret de Pauillac, que les faits principaux signalés par lui n'ont pu, quant au fond, être approuvés par la Commission nommée par l'Académie de médecine de Paris pour vérifier ces faits. Il ajoute qu'il est convaincu qu'ils ne se reproduiront plus. Cette dernière chose est plus problématique.

Le 5 août 1874, j'arrive à Pauillac avec le paquebot *la Gironde*, venant du Brésil et de la Plata. J'avais eu pendant la traversée plusieurs cas de fièvre typhoïde ou de typhus; il ne m'appartient pas de trancher la question. Trois de ces cas avaient été mortels. Il existait encore à bord, à l'arrivée à Pauillac, plusieurs malades, dont trois dans un état très-grave. Personne parmi les passagers, au nombre de deux cent trois, n'avait été atteint.

Tous les cas avaient frappé sur des gens du bord, matelots, chauffeurs et garçons de chambre.

Telle était la situation en arrivant à Pauillac. Quelles furent les mesures sanitaires prises à l'égard de la *Gironde?*

Ordre de débarquer au lazaret soixante passagers de chambre et soixante-quinze d'entrepont. Les autres resteront à bord. Et les malades? Les malades aussi resteront à bord.

Dans les instructions ministérielles signées par M. Rouher, dont j'ai déjà parlé, le lazaret de Trompeloup est désigné comme apte à recevoir les malades. Ces instructions disent en propre terme : Le capitaine est tenu de débarquer immédiatement ses malades et ses passagers. Il est vrai que ces instructions ont été écrites pour la fièvre jaune. En serait-il différemment pour la fièvre typhoïde ou le typhus? Cependant, à la même époque, quelques cas de fièvre typhoïde s'étant déclarés dans le fort de Vincennes, on avait fait évacuer immédiatement ce fort, et la maladie s'était trouvée arrêtée.

Cette épidémie dans le fort de Vincennes, survenant simultanément avec celle du paquebot *la Gironde,* arrivait fort à propos pour montrer, d'un côté, la vigilance, la logique, l'exécution rapide et couronnée de succès des lois commandées par l'hygiène, et, de l'autre, l'incurie, la négligence, l'oubli de toute hygiène de la part du service sanitaire maritime qui a la prétention d'être organisé et qui, fort de sa prépondérance à cause des hauts intérêts qu'il est censé sauvegarder, exerce un pouvoir absolu, sans réplique et sans contrôle.

La division des passagers en deux catégories, l'une allant au lazaret et l'autre restant à bord, avait pour prétexte l'arrivée prochaine du vapeur anglais *le Puño*, qui apportait aussi des passagers venant du Brésil. On gardait de la place pour ces derniers, car, sans cela, tous les passagers de la *Gironde* auraient pu être mis à terre.

Les conséquences de ces mesures furent les suivantes : Le lendemain, 6 août au soir, un des malades déclaré dans un état très-grave à l'arrivée, succomba. Grand émoi partout, comme si on n'avait pas dû s'y attendre. Que faire? Le 7 août après midi on évacue le lazaret en donnant la libre pratique aux passagers de la première catégorie, y compris ceux du vapeur anglais qui était arrivé dans l'intervalle, quinze heures après la *Gironde*.

Nos passagers n'avaient fait que deux jours et demi de quarantaine et ceux des vapeurs anglais deux, au lieu de trois comme on l'avait pratiqué jusqu'alors.

Le lazaret est donc évacué, sans doute pour pouvoir y déposer nos malades? Non, les malades resteront encore à bord. Il y en a encore deux qui peuvent mourir, mais peu importe. Il y en a cinq ou six dont la convalescence serait accélérée par un changement d'air, mais peu importe aussi. On fait descendre au lazaret la seconde catégorie des passagers, ceux qui étaient restés à bord par ordre.

Cette seconde catégorie recommence ses trois jours de quarantaine, le temps passé à bord ne comptait pas. Mais, par un restant de justice, on ne lui fit passer, comme à la première, que deux jours et demi au lazaret.

Enfin le 12 août, à neuf heures du matin, c'est-à-dire sept jours après l'arrivée du paquebot, on transporta les malades au lazaret, les deux qui restaient et qui, fort heureusement pour nous, avaient jusqu'alors, comme on le dit en marine, *tenu bon le coup*.

On commença alors à décharger le navire et à le purifier. Opérations retardées de six jours par les mesures sanitaires prises à l'égard du paquebot.

Le 14 août, la *Gironde* fut admise en libre pratique après neuf jours de quarantaine. Nous devions encore des remerciements au service sanitaire de ne pas nous avoir retenus jusqu'au 20, avec quinze jours de quarantaine.

Il est vrai que, malgré les mesures sanitaires prises à notre égard, il ne s'était déclaré à bord aucun cas nouveau depuis l'arrivée à Pauillac le 5 août, et cet état de choses durait même depuis dix jours avant cette arrivée.

Des deux malades déposés enfin au lazaret, un mourut, l'autre guérit. Ce dernier, garçon de chambre à bord, m'a raconté la manière dont il a été traité dans la soi-disant infirmerie du lazaret. Heureusement pour lui sa mère habitait Bordeaux. Elle put venir le voir et, beaucoup mieux, l'emme-

ner chez elle. Je ne dirai pas ce que ce garçon m'a
raconté, on me taxerait d'exagération. C'est le
nommé Minvielle, Martial, domicilé à Bordeaux,
rue Saint-Macaire, 1.

Cette série de mesures plus ou moins bien
entendues, donna lieu à plusieurs réclamations.
L'autorité sanitaire fit à ces réclamations une
réponse qui dut lui paraître triomphante parce
que personne n'y répondit. Je l'ai déjà dit, le
passager rendu chez lui devient complétement
indifférent à tout ce qu'il a enduré avec si peu de
patience pendant la quarantaine.

En laissant de côté le fait d'avoir gardé de la
place au lazaret pour les passagers du *Puño,* qui
est arrivé quinze heures après la *Gironde,* on trouve
pour excuse de la division des passagers en deux
catégories, l'insuffisance du lazaret de Pauillac,
qui empêchait d'admettre à la fois tous les passagers des deux paquebots.

Pour avoir laissé les malades à bord, quelle
excuse trouve-t-on?

Des passagers, faisant allusion à ce fait, disaient
dans leurs réclamations : Il semble que les lazarets
ne sont faits que pour les bien portants. D'autres
disaient : Il semble qu'au lazaret de Pauillac, il n'y
a pas de places pour les malades. L'autorité sanitaire a eu bien soin de les détromper. Le lazaret
de Pauillac a une infirmerie, et de plus, il a un
médecin. Mais cette autorité a oublié de dire
pourquoi, ayant une infirmerie, elle n'y a fait

déposer les malades de la *Gironde* que sept jours
après l'arrivée de ce paquebot, et pourquoi, ayant
un médecin, elle a forcé celui du bord à aller
soigner ces malades dans cette infirmerie, jusqu'au
moment où la *Gironde* a été admise en libre pratique, et sans que, pendant ce temps, ce médecin
du lazaret ait daigné paraître.

Plus tard, ces faits furent portés à la connaissance de l'Académie de médecine de Paris, par
M. le Dr Jaccoud, membre de cette Académie et
médecin de l'hôpital de Lariboisière; M. Jaccoud
avait été passager sur la *Gironde*, de Rio-Janeiro à
Bordeaux, et avait, par conséquent, assisté à toutes
ces péripéties.

L'Académie de médecine nomma une commission pour examiner les faits signalés par M. Jaccoud.
Dans une des séances consacrées à cette affaire,
M. le Dr Chauffard soutint M. Jaccoud, demandant
des explications sur le fait d'avoir laissé les passagers et les malades sur le paquebot infecté; d'avoir,
dans une circonstance si pressante, réservé des
places aux voyageurs du vapeur anglais, mesure
qui a entraîné celle de diviser arbitrairement les
passagers de la *Gironde* en deux catégories. S'il y
avait force majeure, ne gisait-elle pas en ceci, qu'il
fallait, à tout prix, sans délai, faire évacuer le
navire? etc., etc.

M. le Dr Chauffard avait raison, mille fois raison.
Les conclusions de la commission ont été que les
mesures sanitaires prises à l'égard de la *Gironde*

par l'autorité sanitaire de Pauillac, n'avaient pas été parfaites; que cette autorité aurait pu agir autrement, mais qu'elle s'était *conformée aux règlements*, et qu'en somme, sa conduite n'a paru ni déraisonnable ni blâmable!

M. Jaccoud, qui faisait partie de la première catégorie des passagers, voyant qu'on laissait les malades à bord, avait cru aussi que le lazaret de Pauillac n'avait pas d'infirmerie. La commission s'est chargée de le détromper, et de relever cette erreur matérielle commise par M. Jaccoud, mais elle a aussi oublié de dire pourquoi les malades de la *Gironde* n'ont été déposés dans cette soi-disant infirmerie, située, d'après la commission très-convenablement, à plus de six cents mètres de l'enceinte de l'établissement, que sept jours après l'arrivée du paquebot.

Il n'y a qu'une seul chose sur laquelle tout le monde a été d'accord. C'est l'insuffisance du lazaret de Pauillac. Sur cette question, tout le monde s'est trouvé à l'aise, car on sait que, pour la résoudre, il faut s'adresser au Conseil municipal, à la Chambre de commerce, au Conseil sanitaire, à l'autorité préfectorale, au ministre, à la Chambre des députés. Allez donc chercher le coupable dans toute cette filière.

Dans le cas de la *Gironde* aucun passager n'avait été malade. Aussi prit-on ce fait pour excuser la libération des passagers avant la fin de leur temps. C'est le bord qui est malade, dit-on. Les passagers ne firent que deux jours et demi de quarantaine, et le bord en fit neuf.

J'arrive à Pauillac avec l'*Orénoque*, le 8 mai 1875. Un passager d'entrepont, embarqué à Rio-Janeiro, était mort pendant la traversée, aucun membre du personnel du navire n'avait été malade. Les passagers firent deux jours et demi de quarantaine, et le bord en fit sept. Telle est la logique des quarantaines.

En dehors des passagers atteints de maladie épidémique que les paquebots pourraient apporter, il existe toujours à bord des passagers atteints de maladies chroniques plus ou moins graves, plus ou moins avancées. Ces maladies sont la plupart du temps le motif du voyage en Europe.

Que fait-on pour ces malades? Quels soins médicaux trouvent-ils au lazaret? Je les ai toujours entendu se plaindre de n'en trouver aucun. Et cependant le lazaret a un médecin. Mais, comme le dit M. Jaccoud dans sa brochure, le personnel médical et administratif du lazaret appartient à la secte des Invisibles.

Le 25 mai 1875, le paquebot *la Gironde* arrive à Pauillac ayant eu des cas de fièvre jaune pendant sa traversée. L'état sanitaire du bord, le jour de l'arrivée, était bon. Toujours le même fractionnement des passagers, à cause de l'insuffisance du lazaret et, par conséquent, renouvellement de la comédie pour le transbordement le jour de mise en libre pratique.

Quelques heures après la *Gironde*, arrive à Pauillac
le vapeur anglais *le Corcovado*, venant aussi du Brésil avec des passagers. Embarras pas nouveau,
mais toujours à l'état de problème. Ce paquebot
n'avait pas eu de malades pendant sa traversée,
mais il avait une patente brute et, dans ces conditions, la quarantaine a toujours été de trois jours
pour les passagers et de cinq pour le navire. Que
faire? On se décide à donner la libre pratique immédiate aux passagers du *Corcovado*.

Cette mesure souleva des réclamations, c'était
inévitable, pas de la part des passagers du vapeur
anglais, bien entendu. L'autorité sanitaire répondit
par une longue lettre pour expliquer cette faveur
accordée à ce vapeur. Je n'ai pas pu bien distinguer
quelle différence il pouvait exister dans l'espèce,
entre le *Corcovado* et les paquebots arrivés
jusqu'alors dans les mêmes conditions, c'est-à-dire
avec une patente brute et sans accidents en mer,
et qui ont été invariablement condamnés à trois
jours de quarantaine pour les passagers, et à cinq
pour le navire. Était-ce parce que les passagers du
Corcovado étaient peu nombreux? Ou parce que ce
paquebot n'avait pas de colis à débarquer à Bordeaux? Mais ces passagers avaient, tout au moins,
des bagages qui ont été débarqués immédiatement
en libre pratique et qui avaient, tout comme des
colis, séjournés dans les cales du navire.

L'autorité sanitaire dit n'avoir aucun droit de
retenir sur rade les vapeurs qui font escale dans

le fleuve. Cependant, si le *Corcovado* avait eu des cas de fièvre jaune pendant sa traversée, qu'aurait fait l'autorité sanitaire? Il aurait bien fallu quelle fît autrement, comme, par exemple, faire louer un bateau pour y interner les passagers. Pourquoi n'a-t-elle pas agi ainsi, au lieu de prendre une mesure injuste, contraire aux règlements, et critiquable sous tous les rapports? Donner la libre pratique immédiate aux passagers du *Corcovado,* c'est avouer implicitement que la quarantaine infligée aux paquebots qui se sont trouvés et qui se trouveront encore dans les mêmes conditions est inutile. Devant un règlement sanitaire, il n'y a pas à reculer. Il est fâcheux que ceux qui sont appelés à appliquer ce règlement soient les premiers à le violer, comme dans le cas des malades de la *Gironde,* et dans celui des passagers du *Corcovado.* S'ils ne peuvent pas faire autrement, à qui donc la faute?

Avec toute autre mesure que celle qui a été prise, le vapeur anglais aurait peut-être été retardé. Serait-on plus sensible aux plaintes des Anglais qu'à celles des Français? Qui sait? Ces réclamations eussent peut-être mieux servi que bien d'autres à accélérer la mise à exécution des travaux d'agrandissement du lazaret.

Une personne internée au lazaret, même dans les conditions sanitaires les plus satisfaisantes, viendrait à s'évader. Que ferait-on? Sans aucun doute on se mettrait à sa poursuite et, si on l'attrapait, on la ferait comparaître devant les tribunaux, et on la condamnerait indubitablement à la prison, sans compter l'amende, et qui sait? peut-être même aux galères. Eh bien, l'autorité sanitaire a lâché sur Bordeaux quatre-vingt-cinq personnes passibles de la quarantaine, et cette autorité a eu l'approbation du ministre?

Les passagers se sont souvent plaint, et avec raison, de l'ignorance dans laquelle on les laisse sur la durée de la quarantaine qu'ils ont à faire, et de ne pouvoir, par suite, prévenir leurs familles du jour où ils pourront espérer être auprès d'elles. En effet, bien souvent quarante-huit heures après notre arrivée je l'ignorais aussi, et les passagers, fort étonnés que le commandant lui-même ne sût rien, me soupçonnaient de le leur cacher.

Il paraît que ce secret est nécessité par l'obligation de vérifier, avant toute décision, l'état sanitaire des passagers.

Vérifier l'état sanitaire des passagers, je n'ai jamais assisté à Pauillac à aucune opération de ce genre. J'ai bien vu venir le long du bord pour arraisonner le médecin qui, après avoir vérifié les patentes de santé, s'en allait sans rien dire, si ce n'est qu'on était en quarantaine. Il fallait aller pour le reste consulter l'autorité sanitaire. Quelquefois c'était un simple employé du lazaret qui prenait les patentes et s'en allait sans parler davantage. D'autrefois, plus simplement encore, c'était un brigadier de douane qui parlait encore moins. La réponse de l'autorité sanitaire arrivait enfin, c'était qu'on avait télégraphié à Paris et qu'on attendait la réponse, laquelle réponse, quarante-huit heures après, n'était pas encore arrivée. J'ai même vu un cas où les passagers sont restés dans l'ignorance du jour de leur sortie jusqu'au moment où le vapeur de la rivière est venu les prendre pour les mener en libre pratique à Bordeaux. Cela m'est arrivé avec l'*Orénoque* mouillé à Pauillac, le 8 mai 1875.

La première pièce remise à l'autorité sanitaire à l'arrivée est un certificat du docteur, contresigné par le commandant, qui déclare la situation de l'état sanitaire du bord.

Si, quand cette déclaration constate qu'il n'y a à bord aucune maladie épidémique ou contagieuse, que tout le monde se porte bien, on ne peut pas s'y fier, à quoi sert-elle?

Si, après avoir fixé la durée de la quarantaine, il survient des incidents nouveaux, on modifie cette durée. C'est toujours ainsi que j'ai vu les choses se passer. Je ne m'explique donc pas la nécessité de laisser les passagers dans l'ignorance, quelquefois jusqu'au dernier moment. Cela produit un très-mauvais effet et ne sert qu'à augmenter la mauvaise humeur de ces passagers, mauvaise humeur déjà montée à un diapason assez élevé par le fait seul de la mise en quarantaine.

Il paraîtrait que pour le paquebot *le Sénégal*, arrivé à Pauillac le 4 juin 1875, sans doute pour

donner un air de vérité à cette impossibilité de
fixer, dès le début, la durée de la quarantaine, on
aurait vérifié l'état sanitaire réel des passagers.

Comment s'y est-on pris pour cela? J'ai appris
que, le lendemain du jour de l'arrivée du paquebot,
un certain nombre de passagers, ceux qui l'ont
voulu, étaient descendus à terre au lazaret, soit
pour se promener, soit pour y prendre un repas,
mais pas un d'eux n'avait vu le moindre médecin.
Est-ce là ce que l'on appelle vérifier l'état sanitaire
des passagers?

Dans tous les cas, il paraîtrait que la déclaration
du docteur ne sert à rien. La commission chargée
par l'Académie de médecine de faire un rapport sur
les faits signalés par M. le Dr Jaccoud, a dit que les
règlements ne permettent pas de s'en rapporter
aux déclarations du bord, déclarations souvent trop
intéressées pour être sincères.

C'est peu flatteur pour messieurs les médecins
des paquebots, qui sont nommés et commissionnés
par M. le Ministre du commerce, comme médecins
sanitaires.

A chaque escale, M. le Consul de France vise la
patente de santé, ou en délivre une nouvelle,
annotée, pour constater l'état sanitaire du pays au
moment du départ du paquebot.

J'ai fait au sujet de ce visa la remarque suivante :
On connaît la sévérité du gouvernement portugais
au sujet des quarantaines. Le gouvernement espa-
gnol est un de ceux qui, sous ce rapport, lui fait

une grande concurrence. Dans ces deux pays règne le régime de la quarantaine toujours et quand même. Je ne vois pas que ce régime outré les ait mis plus que les autres pays à l'abri des épidémies. J'ai pu constater que sur nos patentes de santé M. le Consul de France renchérissait toujours sur ses collègues des pays cités ci-dessus. Quand le visa portugais laissait un espoir à la libre pratique, celui de M. le Consul de France ne laissait aucun doute sur la mise en quarantaine. Ainsi le visa portugais constatant qu'il n'existait que quelques rares cas de fièvre jaune, celui du Consul de France portait que l'épidémie était en décroissance. Ce qui est bien différent.

La fièvre jaune existe à l'état endémique à Rio-Janeiro. Il y a des années où elle sévit en épidémie, et d'autres où, pendant la mauvaise saison, quelques cas dans une semaine, sur une population de plus de trois cent mille âmes, ne constituent pas une épidémie. C'est dans une de ces années que j'ai relevé les visa cités plus haut.

Bien mieux, je suis parti de Rio-Janeiro avec la *Gironde* presque en même temps que le vapeur anglais le *Puño*. Nous sommes arrivés en même temps à Lisbonne ; nos deux canots se sont trouvés ensemble à la baraque de la santé à Belem. La *Gironde* avait du consulat de France une patente brute, celle du *Puño* était nette.

Le lecteur est en droit de se demander quel intérêt un consul de France peut avoir à agir de la sorte. C'est une question que je me suis souvent posée sans pouvoir la résoudre. Dans les choses les plus sérieuses il existe des abus dont les mobiles restent inconnus. Je ne puis que citer les faits, et devant des faits le champ des conjectures est libre.

Quoique ayant passé toutes mes quarantaines à bord, j'ai été à même de visiter plusieurs lazarets en pleine fonction, et d'entendre les nombreuses plaintes des passagers.

Le public, et surtout les gens qui n'ont jamais rien eu à démêler avec l'autorité sanitaire se figurent que ces établissements, destinés à recevoir des gens malades, ou soupçonnés de l'être, ou susceptibles, de le devenir, sont toujours confortablement installés, bien entretenus, munis de tout le nécessaire, ayant enfin toutes les commodités que sont en droit d'exiger les personnes que l'on y incarcère, et qui, par leur position de fortune, sont habituées à bien vivre.

S'il en existe qui remplissent ces conditions, ce sont des exceptions. Pour mon compte je n'en connais pas.

J'ai vu des lazarets en Orient, quelque vieux caravansérail, une grande cour entourée de galeries avec beaucoup de petites chambres, bien sales, bien nues, habitées par une foule d'insectes. Si le patient, condamné à passer sa quarantaine dans un de ces trous, a dans la localité des parents ou des amis, il finira par se procurer quelque chose pour

le couchage et pour la nourriture. Mais s'il ne con-
nait personne, à la grâce de Dieu!

J'ai entendu beaucoup de passagers se plaindre
de la manière dont ils avaient été traités dans le
lazaret de Pauillac.

Les faits rapportés par M. le Dr Jaccoud, dans sa
brochure sur ce lazaret, m'ont été racontés par
beaucoup d'autres.

En dehors de la question de l'insuffisance du lazaret, insuffisance parfaitement reconnue, une
unique serviette de toilette pour trois jours, une
seule bougie par tête, un nombre de garçons assez
restreint pour qu'on soit souvent obligé de se servir
soi-même, l'insuffisance de la nourriture rationnée
par le garçon qui vous sert lui-même de chaque
plat de peur de se trouver à court, cette baraque étouf-
fante en été, glacée en hiver et suintant l'eau quand
il pleut, qui sert de salle à manger, la malpropreté
du linge de table, l'exploitation sur une grande
échelle du voyageur par l'adjudicataire pour le
moindre objet demandé, tous ces détails sont parfaitement exacts. Ajoutez à cela l'invisibilité du
médecin, et la lenteur du service des dépêches entre
les quarantainaires et leurs familles. Des voyageurs
m'ont dit que leurs dépêches, quoique payées le
double du prix réglementaire, n'étaient pas arrivées
à leur destination.

D'autres m'ont dit qu'on oubliait souvent de
rendre au voyageur la monnaie de sa pièce, quelle
que fût la valeur de cette pièce, donnée en payement

d'une consommation ou d'un achat quelconque.

Ceci n'est plus de l'exploitation, mais je soupçonne ces derniers voyageurs de s'être adressé, par ignorance, au premier venu, c'est-à-dire à quelque filou, comme il s'en glisse partout.

Plusieurs pays ont établi des quarantaines sans avoir de lazaret; le spécimen le plus complet dans ce genre est offert par la ville de Buénos-Ayres, dans le Rio de la Plata.

Débordé par la foule des immigrants qui arrivent de tous les pays d'Europe, on en est là aux expédients. On dépose les passagers tantôt dans un endroit, tantôt dans un autre. Soit à l'Ensenada de Baragan, à vingt-cinq milles dans le sud-est de Buénos-Ayres, dans des baraques bien sales et bien nues, ou sur de vieux pontons mouillés dans un ruisseau boueux, entouré de marais.

Soit à l'île de Martin-Garcia, à trente milles dans le nord, sans s'inquiéter si ces passagers y trouveront à manger et à coucher. Pour transporter ces nombreux passagers sur ces points on les entasse, comme des troupeaux de moutons, sur le pont d'une des goëlettes qui servent au transport des marchandises sur la rade, sans abri contre la pluie, le froid ou le soleil, sans siége pour s'asseoir, et on les fait remorquer à l'endroit désigné. La mer est quelquefois mauvaise, mais peu importe. Rendu sur les lieux, chaque voyageur se débrouille en portant lui-même ses bagages, en cherchant une cahute pas trop humide pour coucher sur le

sol, et on écrivant à ses amis ou parents pour
avoir à manger autre chose que le sempiternel
pot-au-feu du pays, le *Puchero*.

C'est l'absence complète de toute organisation,
chose bien pardonnable dans un pays en voie de
formation. On ne peut pas penser à tout. Après
une assez longue série de révolutions et d'anarchie,
quelques années de tranquillité ont suffi pour
tripler la population. Il y a une trentaine d'années, Buénos-Ayres comptait à peine quatre-vingt-
dix mille âmes ; elle en compte maintenant près
de trois cent mille. Pris au dépourvu, on a complétement négligé tout ce qui touche à l'hygiène
publique ; aussi, les épidémies ont-elles sévi sur
cette fourmilière, là, où jadis, un air salubre, un
bon air, avait servi à baptiser une ville, et, comme
toujours, le seul remède trouvé, ça été la quarantaine.

Il n'y a pas que des lazarets à faire à la Plata, il
y a tout à faire. Égoûts, aqueducs, vidanges, port,
arrosage et propreté des rues, distribution d'eau
bonne et abondante, etc., etc.

Ce sont là les meilleures quarantaines.

Ces travaux sont en partie commencés, mais
avant qu'ils soient terminés, ce ne sont pas les quarantaines à l'Ensenada ou à Martin-Garcia qui pré-
serveront Buénos-Ayres de nouvelles épidémies.

Mais peut-on adresser des reproches à ces pays,
quand on voit ce qui se passe dans nos vieux pays
d'Europe? En France, même, ne se trouve-t-on pas

encore dans l'impossibilité d'exécuter les décrets
sur la quarantaine, et cependant cette institution
date déjà de plusieurs siècles!

Il y a quelques années le lazaret de Pauillac
n'était pas organisé du tout, il l'est encore fort
mal, dans nombre d'années peut-être le sera-t-il
d'une manière convenable. A moins que, grâce au
progrès, il ne devienne inutile, et alors bon à être
démoli, ou mieux, à être utilisé pour une école
communale ou pour une ferme. Dieu le fasse!

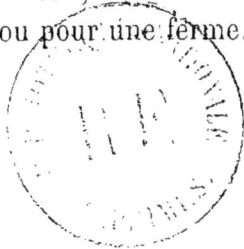

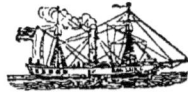

www.ingramcontent.com/pod-product-compliance
Lightning Source LLC
Chambersburg PA
CBHW050516210326
41520CB00012B/2334